AF186788

Inhaltsverzeichnis

Bedenken bei Schwangerschaft & Geburt

Schwanger und

nicht permanent glücklich

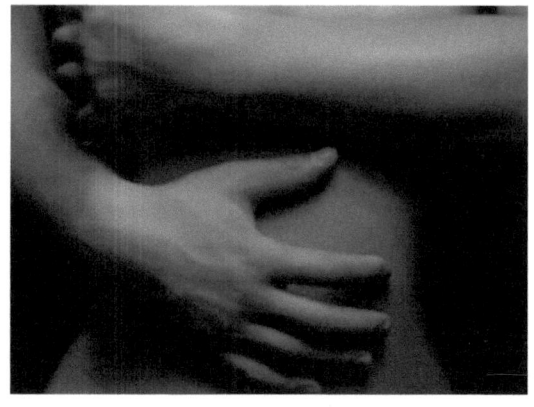

Dorothea Kimmig

Schwangerschaft als permanentes Glück – ein Mythos?

Befragt man alle Schwangeren, so käme höchstwahrscheinlich von jeder werdenden Mutter die Antwort: Ja, ich bin glücklich und freue mich auf mein Baby. Doch stimmt das wirklich? Oder handelt es sich um einen Mythos, dass die Schwangerschaft Glücksgefühle produziert, sodass sich jede Frau über den Familienzuwachs freut?

Selbst wenn es die meisten der Schwangeren nicht zugeben möchten: Es ist völlig normal, in der Schwangerschaft von Zweifeln überrollt zu werden. Leider ist es nicht immer so, dass die Schwangerschaft absolut gewollt war. Teilweise handelt es sich um einen – zwar romantischen und hoch erfreulichen – Unfall und die Familienplanung war noch nicht zu einhundert Prozent abgeschlossen. Hinzu kommt die Tatsache, ob sich der werdende Vater darüber freut. Sobald dieser nicht ohne Zweifel hinter der werdenden Mutter steht, wirkt sich dies auf den freudigen Umstand der Schwangerschaft aus – im negativen Sinn.

Wie sieht es eigentlich mit den Gedanken über die Zeit nach der Geburt aus? Wer hier behauptet, er würde sich keinerlei Gedanken und Sorgen machen, der spricht garantiert nicht aus tiefster Seele.

Denn gerade das Sorgen-Machen um die Zeit nach der Geburt stellt eine verantwortungsvolle Situation dar. Wer sich keine Sorgen macht, sollte sich lieber die Frage stellen, ob er reif genug für den Familienzuwachs ist. Weshalb? Nun, ein Baby aufzuziehen bedeutet eine Veränderung in jedem Lebensbereich und alle Eltern tragen eine große Verantwortung. Sie sorgen dafür, dass das Kind gesund und psychisch gestärkt aufwächst und als Erwachsener in der Lage ist, ein eigenes Leben zu führen.

Nicht zuletzt macht sich jede Frau Gedanken um Ihre Gesundheit und die des ungeborenen Babys. Viele Krankheiten können in der Schwangerschaft entstehen, die sich auf die bisher unversehrte Gesundheit der Mutter und des Ungeborenen auswirken. Aufklärung steht hier an erster Stelle, damit sich die anstehenden Eltern ausreichend Gedanken machen können und diese Gedanken nicht wie ein Damoklesschwert über Ihnen schweben. Deshalb gilt hier: Einen guten Gynäkologen finden, der im äußersten Notfall adäquat reagiert und die Schwangere in eine Klinik einweist, die einen sehr guten Ruf genießt. Wer diese Sicherheit in sich trägt, der kann die Schwangerschaft in vollen Zügen auskosten und sich auf das Baby freuen.

Nun fragst du dich vielleicht, was der Sinn dieses E-Bookes ist? Deine Neugier möchten wir natürlich befriedigen und geben dir als Antwort: Wir stellen dir in diesem E-Book alle Gründe vor, die sich wie ein Schatten über eine Schwangerschaft stellen können. Damit zeigen wir dir: Du bist mit deinen Ängsten, Zweifeln und Sorgen nicht allein. Es ist völlig normal, nicht die gesamte Zeit der Schwangerschaft über glücklich zu sein. Sorgen um die finanzielle Zukunft, Krankheiten und Selbstzweifel gehören zu einer Schwangerschaft dazu wie die morgendliche Übelkeit. Nur, dass sich kaum einer traut, darüber zu sprechen.

Normale Bedenken während der Schwangerschaft

Du bist schwanger und die erste freudige Euphorie darüber ist bereits verflogen? Dann mach dir bitte keine Gedanken. Denn die ist völlig normal. Sobald die Nachricht, schwanger zu sein, verarbeitet ist, kommen die ersten Gedanken und Sorgen. So macht sich jede werdende Mutter Gedanken darüber, ob sie denn auch eine gute Mutter sein wird und ihrem Kind alles schenken kann, was es braucht: Liebe, Zeit, Erfüllung der materiellen Wünsche, Stärkung des Selbstbewusstseins. Oft kommt es vor, dass eine Frau gerade in dieser

Zeit an ihre eigene Kindheit erinnert wird und sie schwört sich selbst: Sie wird ihr Kind nie so erziehen, wie es ihre Eltern bei ihr taten. Sie möchte mehr Verständnis aufbringen, nicht so autoritär auftreten und an erster Stelle die beste Freundin ihres Kindes sein. Abgesehen von diesen Gedanken kommt die Frage darüber auf, wie lange sie in Elternzeit gehen und wer das Kind betreuen soll, wenn sie wieder arbeiten geht. Jeder hat andere Ansichten bezüglich der Betreuung in der Kinderkrippe, weshalb sich hier die Frage aufdrängt, ob denn nicht die eigenen Eltern auf das Kind aufpassen können. Aber genau dann verstärkt sich der Wunsch, dass man das Kind nicht so erziehen möchte, wie die eigenen Eltern dies mit einem selbst taten. Wenn aber nun das Baby die meiste Zeit bei den Großeltern verbringt, dann besteht die Gefahr, dass es doch auf dieselbe Art und Weise erzogen wird. Spätestens jetzt gerätst du in einen Interessenkonflikt: Du möchtest deine Eltern nicht vor dem Kopf stoßen und möchtest vielleicht dein Kind gar nicht in fremde Hände geben. Wie also reagieren? Wir möchten dir an dieser Stelle den Rat geben: Mach dir jetzt noch nicht so viele Gedanken darüber, was sein wird, wenn das Baby ein Jahr alt ist. Konzentriere dich auf die Schwangerschaft und auf die anderen Sorgen, die dich bedrücken. Garantiert überlegst du, welche

Ernährung die beste für dich und dein Ungeborenes ist und was du aus gesundheitlicher Sicht tun kannst, um das Wachstum deines Babys zu unterstützen. Mit diesen Gedanken bist du ausreichend beschäftigt.

Zudem musst du nun jede Menge Arzttermine wahrnehmen und solltest dir bereits jetzt Gedanken darüber machen, in welcher Klinik du entbinden möchtest. Gehe hier auf Nummer sicher und wähle eine Klinik, die auf alles vorbereitet ist und sich notfalls auch um eine Frühgeburt fachgerecht kümmern kann. Denn nichts wäre fürchterlicher, als wenn Mutter und Baby nach der Geburt getrennt werden, weil die Geburtsklinik über keine ausreichende medizinische Ausbildung verfügt.

Nicht zuletzt werden sich beim Einschlafen deine Gedanken um eventuelle Schäden beim Kind kreisen. Viele Kinder werden mit geistigen oder körperlichen Beschwerden geboren, obwohl die Mütter während der Schwangerschaft alles unterlassen haben, was sich negativ auf das Ungeborene auswirkt. Aber manchmal schlagen die Gene zu und es treten Probleme auf, die du nicht verursacht hast. Sei dir bei allen Sorgen und Gedanken immer darüber im klaren, dass dein ungeborenes jede Stimmung von dir erfühlen kann. Viele sorgenvolle Stunden können sich buchstäblich auf den Magen des Babys schlagen. Versuche daher, dich selbst zu beruhigen und nutze die Zeit und informiere dich über alle möglichen Komplikationen und leg dir bereits jetzt einen Plan für jede Situation zu. Kein Mensch dieser Welt verlangt von dir zum Beispiel, dass du ein behindertes Kind auf die Welt bringst. Viele Untersuchungen während der Schwangerschaft können Aufschluss darüber geben, ob dies eventuell passieren kann. Und dann kannst du immer noch darüber entscheiden, ob du die Schwangerschaft beendest – zusammen mit dem Vater deines Kindes. In dieser Situation ist es aber immer von Vorteil, wenn du dich innerlich schon darauf vorbereitest hast.

Wie du siehst, gibt es viele Bedenken und Sorgen, die einer werdenden Mutter auf die Stimmung drücken. Und wer weiß? Vielleicht kommt daher sogar die Tatsache, dass eine Schwangere solche Stimmungsschwankungen hat? Eines ist auf jeden Fall klar: Kein Mann wird je nachvollziehen können, was im Inneren einer schwangeren Frau vor sich geht – lass dich daher nicht von deinem Partner ärgern, wenn deine Stimmung mal wieder nicht aus dem Keller heraus kommt. Du hast das Recht, dir Gedanken zu machen und musst keinesfalls immer heiter und fröhlich sein. Hinzu kommt die Tatsache, dass sich dein Körper nicht nur während, sondern auch nach der Schwangerschaft verformt. Deine mühsame erhaltene schlanke Figur mag dann für immer weg sein – es sei denn, du trainierst nach der Geburt ohne Ende.

Krankheiten in der Schwangerschaft

Jede Frau weiß, dass die Schwangerschaft gewisse gesundheitliche Probleme mit sich bringt: Zuerst tritt die morgendliche Übelkeit auf und anschließend verursacht der Bauch und der Rücken Schmerzen, verursacht durch das Wachsen des Babys. Ganz am Schluss der Schwangerschaft können sich viele Mütter nicht mehr bewegen: Ihr Rücken schmerzt und sie können sich aufgrund des großen Bauches nicht mehr bücken. Manche sind kaum noch in der Lage, ihre Schuhe selbst zuzubinden und viele klagen über angeschwollene Füße. Hierbei handelt es sich um normale Begleiterscheinungen einer Schwangerschaft, mit der jede Frau kämpfen muss – mehr oder weniger. Du machst dir Sorgen, welche Krankheiten noch auftreten können? Wir möchten dir einige davon vorstellen, um dir die Angst davor zu nehmen. Beachte jedoch, dass diese Liste keinesfalls vollständig ist. Jede Frau kann eigene Krankheiten entwickeln. Daher ist es äußerst notwendig, einen guten Kontakt zum Frauenarzt zu haben und sich keinesfalls abfertigen zu lassen, wenn du gesundheitliche Beschwerden hast. Nachdem wir auch keine Ärzte sind, können wir die folgenden Krankheiten nur laienhaft erklären.

Schwangerschaftsdiabetes: Mit dieser Krankheit haben sehr viele Schwangere zu kämpfen. Sie steht somit von allen möglichen Krankheiten an oberster Stelle. Bei dieser Krankheit erhöht sich der Blutzuckerspiegel, bedingt durch eine Verringerung des körpereigenen Insulins. Viele Mütter vermuten, dass sie diese Krankheit in sich tragen, da sie sehr viel Durst haben und öfter zur Toilette müssen. Vorsicht: Je größer das Baby wird, umso mehr drückt es auf die Blase und die schwangere Frau muss öfter auf die Toilette. Dies wäre noch normal. Um dich abzusichern, solltest du auf jeden Fall einen Test auf Schwangerschaftsdiabetes machen lassen. Die Folge dieser Krankheit wäre eine Entwicklungsverzögerung beim Baby – zum Beispiel bei der Lunge – obwohl der Fötus gleichzeitig viel zu schnell wächst. Daher solltest du die Möglichkeit eines Tests im Rahmen der Vorsorgeuntersuchungen auf jeden Fall in Anspruch nehmen.

Präeklamsie: Diese Krankheit erkannt man an einem zu hohen Blutdruck, Wassereinlagerungen und einer vermehrten Eiweißmenge im Urin. Auch hier könnten Entwicklungsverzögerungen beim Baby die Folge sein, da es zu Durchblutungsstörungen in der

Plazenta kommt. In der Umgangssprache wird diese Erkrankung oftmals als Schwangerschaftsvergiftung bezeichnet.

Eklamsie: Dies ist eine Folge der Präeklamsie. Im Rahmen dieser Erkrankung kannst du Krampfanfälle erleiden und zwar während der Schwangerschaft, bei der Geburt oder danach. Diese Erkrankung kann jedoch auch dein Kind gefährden.

HELLP Syndrom: Dieses Syndrom entwickelt sich aus der Präeklamsie heraus und schadet deiner Leber, indem zu viele Leberenzyme hergestellt werden, die roten

Blutkörperchen zerstört werden und die Blutgerinnung verringert wird.

Plazentainsuffizienz: Wichtigstes Symptom dieser Erkrankung ist eine Störung des Stoffwechselaustausches zwischen Mutter und Kind. Das daraus resultierende Problem: Das Ungeborene erhält zu wenig Nährstoffe, was logischerweise zu Entwicklungsstörungen und weiteren gesundheitlichen Problemen beim Baby führen kann. Leider kann diese Erkrankung jederzeit während der Schwangerschaft auftreten, wobei die Ärzte diese Krankheit in die akute und die chronische Form einteilen: Die chronische Form entwickelt sich im Laufe der Schwangerschaft, während die akute Form kurz vor der Geburt in Erscheinung tritt.

Listeriose: Diese Erkrankung kann sowohl die Mutter als auch das Baby schwer treffen. Ironischerweise wird diese Erkrankung von Bakterien ausgelöst, die sich überall in unserer Umwelt finden lassen. Das Problem entsteht durch die Schwangerschaft: Die Schwangerschaft fährt dein Immunsystem herunter und schon haben diese Bakterien die Chance, deinen Körper anzugreifen. Bei dir kann es zur Grippe, einer Gehirnhautentzündung oder einer Blutvergiftung kommen. Bei deinem Baby hingegen kann es eine Fehl- oder Frühgeburt auslösen, teilweise sogar eine Totgeburt. Dies liegt daran, dass dein Ungeborenes noch keine Abwehrkräfte besitzt und daher gegen diese Bakterien nicht ankämpfen kann. Neugeborene mit solch einer Infektion im Körper leben meist nur ein paar Tage.

Toxoplasmose: Bei der Toxoplasmose sind ebenfalls Bakterien der Auslöser, die sich in unserem täglichen Umfeld befinden. Nur ein schwaches Immunsystem reagiert darauf. Doch Gott sei Dank sind die Folgen bei dieser Erkrankung nicht so schlimm wie bei der Listeriose: Bei dir löst es „nur" eine Infektion aus, beim Baby kann es zu Organschäden oder zur Schädigung des Nervensystems führen. Bei Vorliegen einer

Toxoplasmose ist das Risiko einer Fehl- oder Totgeburt erhöht.

Gebärmutterhalsschwäche: Du hast sicherlich schon oft gehört, dass viele Schwangere die restlichen Wochen vor der Geburt liegen müssen. Dies kann unter anderem an einer Gebärmutterhalsschwäche liegen. Denn diese führt zu einer Verkürzung des Gebärmutterhalses. Die Folge: Das Gewicht des Babys kann nicht mehr getragen werden und die werdende Mutter erhält strengste Bettruhe. Hält sie sich nicht daran, dann droht eine Frühgeburt.

Nun ein paar Krankheiten, die beim Kind auftreten können:

Down-Syndrom: Dieses Syndrom kennt eigentlich jeder und während der Schwangerschaftsvorsorge hast du die Chance, eine Einschätzung zu erhalten, ob dein Kind an Down-Syndrom leiden könnte. Sollte diese negativ ausfallen, so kannst du dir Gedanken darum machen, ob du das Baby wirklich zur Welt bringen willst. Frage hier rechtzeitig nach der Untersuchung, denn diese wird relativ früh durchgeführt. Auslöser dieser Behinderung ist das dreifache Vorliegen des 21. Chromosoms.

Edwards-Syndrom: Bei diesem Syndrom ist das 18. Chromosom dreimal vorhanden. Die betroffenen Babys kommen mit einem zu geringen Gewicht und Größe zur

Welt. Des Weiteren kann das Herz und der Magen-Darm-Trakt von Fehlbildungen betroffen sein.

Klinefelter-Reifenstein-Syndrom: Interessanterweise sind hauptsächlich Jungs von dieser Erkrankung betroffen. Aufgrund eines zusätzlichen X-Chromosoms haben die betroffenen Kinder mit einer Leseschwäche und Sprachentwicklungsstörungen zu kämpfen.

Turner-Syndrom: Dieses Syndrom befällt nur Mädchen. Äußerlich ist diese Erkrankung an tiefsitzenden Ohren erkennbar und an einer Störung innerer Organe, teilweise der Geschlechtsorgane.

Pätau-Syndrom: In diesem Fall ist das 13. Chromosom dreimal vorhanden. Die Folge sind Schäden am Gehirn, Niere und Herz. Äußerlich sieht man veränderte Augen.

Triploidie: Hier sind alle Chromsomen dreimal vorhanden, was in der Regel zum Tod im Mutterbauch führt.

Neuralrohrdefekte:
Umgangssprachlich ist diese Krankheit als offener Rücken bekannt, zumindest wenn die schwerste Stufe erreicht wird. Die Krankheit entwickelt sich bereits zwischen der vierten und achten

Schwangerschaftswoche. Mit viel Glück sind anschließend nur geringe Schäden vorhanden. Leider kann es auch zu einer Querschnittslähmung oder zu Problemen im Verdauungstrakt kommen.

Neugeborenen-Gelbsucht: Mit dieser Erkrankung kommen viele Babys auf die Welt und bedeutet nichts Schlimmes. Mit ein paar einfachen Behandlungen verschwindet diese Krankheit ohne Folgen. Ursache ist ein fehlerhafter Abbau eines Farbstoffes in der Leber.

Psychische Probleme und körperliche Veränderungen

Du wurdest schon immer um deine schlanke Figur beneidet? Dann ärgert es dich jetzt vielleicht, dass du diese während der Schwangerschaft verlierst. Des Weiteren besteht das Problem darin, dass du diese Figur nach der Geburt nicht sofort wieder hast. Du musst hier einiges tun und manchmal bleiben unansehnliche Schwangerschaftsstreifen zurück. Nach einer normalen Geburt verändert sich auch der Körperbau – eigentlich logisch, wenn man sich vorstellt, dass ein Baby durch den engen Geburtskanal muss. Viele

Frauen kämpfen nach der Schwangerschaft verzweifelt darum, ihr altes Gewicht wieder zu erlangen. Die während der Schwangerschaft angesammelten Pfunde gehen oft gar nicht mehr weg. Vielleicht hast du auch Angst vor den Geburtsschmerzen und entscheidest dich für einen Kaiserschnitt? Dann musst du dein restliches Leben mit der Narbe leben. All dies kann dazu führen, dass du dich des Öfteren während der Schwangerschaft unglücklich fühlst.

All diese Gedanken drücken natürlich auf die Stimmung. Hinzu kommen weitere psychische Probleme, die während der Schwangerschaft oder nach der

Geburt auftreten können. Insbesondere leiden viele Frauen nach der Geburt entweder unter dem Baby-Blues oder unter einer ernsthaften Wochenbettdepression. Während sich der Baby-Blues sehr schnell legt, kann sich die Wochenbettdepression sogar ein paar Jahre lang hinziehen. Dann heißt es: rechtzeitig fachliche Hilfe suchen. Ansonsten wächst weder das Kind unter glücklichen Umständen auf, noch wird die Beziehung zu deinem Partner halten.

Finanzielle und berufliche Situation

Immer wieder hört man den Spruch, dass ein Kind aufzuziehen ein paar hunderttausend Euro kostet. Sollte dies der Wirklichkeit entsprechen, dann ist es wohl kein Wunder, wenn du dir Gedanken über deine Finanzen machst. Nicht immer konnte man ausreichend Ersparnisse zurücklegen und hat daher aus finanzieller Sicht den Rücken frei. Natürlich wirst du vor allem nach der Geburt von allen Seiten beschenkt und musst in der Regel außer der Erstausstattung kaum etwas selbst kaufen. Aber bei der Erstausstattung geht es ja schon los: Die Fragen, was du alles brauchst und ob hierfür deine bisherige Wohnung ausreicht, werden dir oft den Schlaf rauben. Schließlich braucht das Baby doch ein eigenes Kinderzimmer, indem die Wickelkommode, das Babybett und natürlich viel, viel Spielzeug steht. Und als Super-Mama möchtest du deinem Kind jeden Wunsch von den Augen ablesen und was ist, wenn der Sprössling irgendwann mal studieren möchte? Nicht auszudenken, welche Kosten da auf einen zukommen. Naja, ab und zu möchtest du dir auch noch was gönnen und vielleicht in Urlaub fahren. Logisch, dass man sich da Gedanken macht. Die andere Frage lautet auch: Wie bringe ich es meinem Chef bei, dass ich schwanger bin und mindestens ein Jahr ausfalle? Was passiert, wenn ich länger als ein Jahr bei meinem Nachwuchs daheim bleiben möchte? Bekomme ich überhaupt nach der Elternzeit wieder meine bisherige Position in der Firma oder muss ich da Abstriche machen? Kein Wunder, wenn bei all diesen Fragen und unsicherem Ausgang eine schwangere Frau nicht immer glücklich und happy ist.

Für den Fall, dass du zu den wenigen Frauen gehörst, die garantiert ihren Job nach der Elternzeit wieder erhalten, stellst du dir dann wahrscheinlich die Frage: Was ist, wenn mein Kind krank ist? Wie oft darf ich dann auch daheim bleiben? Im gleichen Maße stellen sich Sorgen bezüglich eines Jobwechsels ein, selbst wenn solch eine Situation erst in ein paar Jahren eintritt. Leider sind die Arbeitgeber heute nicht mehr so erfreut darüber, eine Mutter einzustellen. Besonders die freien Tage, die er der Mutter gewähren muss, wenn das Kind krank ist, stören die Arbeitgeber.

Betrachtet man die heutige berufliche Position einer Mutter im Vergleich zu früher, so ist es völlig normal, sich darüber Sorgen zu machen. Früher war halt doch einiges leichter, da stellte sich die Frage gar nicht, wer sich um den Nachwuchs kümmert. Damals wohnten noch mehrere Generationen unter einem Dach und der Zusammenhalt wurde niemals in Frage gestellt. Somit hat heute jede werdende Mutter das Recht und Privileg, sich Sorgen zu machen. Denn damit beweist die Mutter, dass sie Verantwortung besitzt und nicht in den Tag hineinlebt. Jedes Kind kann sich im Grunde genommen glücklich schätzen, wenn die Mutter während der Schwangerschaft nicht immer nur glücklich war, sondern auch ernste Stunden hinter sich brachte.

Partner und Schwangerschaft

Wieder möchte ich dieses Kapitel mit einem Vergleich zwischen der heutigen und der früheren Zeit beginnen: Noch vor vierzig Jahren war es so, dass Kinder während einer Ehe zur Welt kamen. Alleinerziehende oder ledige Kinder gab es damals so gut wie nie, schließlich war so etwas damals verpönt. Die Situation, dass ein Kind immer Mutter und Vater hatte, brachte nicht nur den Kindern enorme Vorteile – insbesondere die Mutter hatte immer einen psychischen und finanziellen Rückhalt durch ihren Mann. Dieser

Rückhalt ist heute leider nicht immer gegeben. Oft entsteht ein Kind „aus Versehen" und der Mann entzieht sich aus diesem Grund seiner Verantwortung. Solch eine belastende Situation kann keine Mutter einfach so wegstecken. Sie führt vielmehr zu sehr vielen Sorgen und Problemen, da die Mutter allein mit der Kindererziehung zurechtkommen muss und mehr oder weniger auch finanziell allein gestellt ist. Den Unterhalt, den ein Vater leisten muss, ist lediglich ein Tropfen auf dem heißen Stein. Gleiches gilt für das Kindergeld. Daher bleibt vielen alleinerziehenden Müttern nichts anderes übrig, als früher oder später die Grundsicherung zu beantragen.

Wahrlich keine positive Vorstellung, eher eine, die zu Depressionen führt.

Nun möchten wir aber nicht alles schwarz malen. Wir hoffen, dass du und dein Partner das Kind haben wollten. Trotzdem stellt sich nun die Frage, inwieweit dein Partner hinter dir steht. Viele Männer lieben Kinder über alles, wissen aber nicht, wie sie damit umgehen sollen. Sie möchten weiterhin ihr Leben führen, indem sie ihren Hobbys nachgehen und sich in keinster Weise an der Erziehung der Kinder beteiligen. Für dich als Mutter bedeutet es dann: Du darfst allein in der Nacht aufstehen, um dein Baby zu stillen und wirst auch tagsüber hauptsächlich allein sein. Wenn dein Partner dann von der Arbeit heim kommt, möchte er seine Ruhe haben, während du froh um seine Gesellschaft bist. Warum? Nun, den ganzen Tag nur mit dem Baby oder Kleinkind allein zu sein, führt zu keiner geistigen Bereicherung. Erwachsene benötigen als Gesprächspartner nun mal Erwachsene, so wie Kinder früher oder später auch Kinder zum spielen brauchen.

Es könnte aber auch sein, dass sich dein Partner zwar sehr liebevoll um dich kümmert, aber du wünschst dir trotzdem mehr Unterstützung. Geht dein Partner mit zu den zahlreichen Untersuchungen? Kannst du mit ihm über all deine Sorgen und Gedanken reden? Ist er weiterhin so zärtlich und romantisch oder merkt man, dass ihn der wachsende Bauch langsam abschreckt? Hinter all dem muss natürlich keine Abneigung gegen die Schwangerschaft liegen. Es könnte sogar sein, dass sich dein Partner ebenso viele Sorgen macht wie du, es jedoch nicht zum Ausdruck bringen kann. Vielleicht denkt er auch, dass er als Mann den starken Part in Eurer Beziehung darstellen muss? Wichtig ist, dass du mit ihm darüber sprichst und alle Unklarheiten beseitigst. Du kannst dich natürlich auch nach außen wenden und mit deinen Freundinnen, deiner Mutter oder mit anderen Schwangeren darüber sprechen.

Ein großer Sorgenpunkt vieler Mütter ist die Frage: Heiraten oder nicht? Wie sieht es heute aus, wenn das Kind ledig ist und nicht den gleichen Namen wie sein Vater hat? Apropos Name: Wie soll der Vorname lauten? Dieser Punkt führt innerhalb einer Beziehung zu vielen Streitereien und die logische Konsequenz davon: Jede Mutter zweifelt spätestens jetzt an der Beziehung. Denn jetzt drängt sich die unausweichliche Frage auf: Wenn man sich über solch eine Kleinigkeit streitet, wie wird dann die Beziehung, wenn das Baby erstmal da ist und weder Vater noch Mutter ausreichend Schlaf erhalten? Wird man sich dann wegen jeder Kleinigkeit in die Haare bekommen? Solltet ihr trotzdem noch heiraten wollen, so fängt nun die Diskussion an: Lieber während der Schwangerschaft oder danach? Wie reagieren die Gäste, wenn sie den Bauch sehen? Jede Frau stellt sich höchstwahrscheinlich zusätzlich die Frage, ob der Partner sie nur wegen dem Kind heiraten möchte. Eine Schwangerschaft wirkt sich nicht immer nur positiv auf eine Beziehung aus. Manche Beziehungen wachsen erst durch eine Schwangerschaft, andere wiederum zerbrechen daran.

Einen Rat möchten wir dir an dieser Stelle noch mitgeben: Sollte dein Partner tatsächlich Probleme mit der Schwangerschaft haben und sich überrumpelt fühlen, so versuche alles, um jetzt eine Lösung zu finden.

Ziehe es nicht bis nach der Geburt hinaus. Es ist sowohl falsch zu denken, dass er sich nach der Geburt ändern wird. Ebenso falsch wäre es, die Beziehung dem Kind zuliebe aufrecht zu erhalten. Beides wird leider aus aller Erfahrung heraus schief laufen. Konzentriere dich bei Problemen mit deinem Partner auf dich selbst und überlege dir jetzt schon Lösungen, für den Fall, dass eine Trennung für Euch besser wäre. Alternativ könnt Ihr natürlich eine Beratungsstelle aufsuchen. Viele – beispielsweise die Caritas – bieten die Beratungen kostenlos an.

Rund um die Geburt

Kurz vor der Geburt wirst du die oben stehenden Probleme bereits gelöst oder auch diverse Krankheiten überstanden haben. Vielleicht hast du bereits das Kinderzimmer eingerichtet und die Vorfreude über den Nachwuchs wird immer größer? Dann ist jetzt die Zeit gekommen, sich mit der Geburt auseinander zu setzen. Daher solltest du als erstes überlegen, ob du eine Hausgeburt oder eine Geburt in der Klinik möchtest. Aus medizinischer Sicht ist eine Geburt in einer Klinik immer vorzuziehen, schließlich weiß man nie, was alles passiert. In diesem Zusammenhang solltest du dir auch überlegen, welche Geburt du haben möchtest. Heute ist es möglich, einen Termin per Kaiserschnitt festzulegen. Diese Möglichkeit eignet sich für alle, die Angst vor den Schmerzen haben, die sowohl bei den Wehen als auch bei der Geburt selbst auftreten. Ebenfalls führen viele Geburten zu einem Dammriss, der sehr schmerzhaft ist und genäht werden muss. Sei dir aber bewusst, dass auch ein Kaiserschnitt nicht nur Vorteile mit sich bringt. In der Regel verabreichen die Ärzte eine Teilnarkose in die Wirbelsäule, damit du die Geburt miterlebst. In vielen Fällen jedoch funktioniert dies nicht und du wirst mit einer Vollnarkose ausgeknockt. Viele Mütter berichten darüber, dass sie entweder sofort oder in ein paar Jahren das Gefühl entwickeln, sie hätten bei der Geburt ihres Kindes das entscheidendste verpasst, nämlich das Erlebnis der Geburt. Obwohl der Kaiserschnitt nur noch eine kurze Narbe zurücklässt, kann diese Narbe Probleme mit sich bringen.

Logisch, dass ein Kaiserschnitt aus diesen Gründen früher nur durchgeführt wurde, wenn eine medizinische Indikation vorlag.

Alternativ zum Kaiserschnitt gibt es noch die Wassergeburt, die angeblich sanfter für dich und für das Baby ist. Klar, dass du auch einfach abwarten kannst, bis die Wehen einsetzen und du dann in das Krankenhaus fährst. All dies setzt jedoch voraus, dass du dir rechtzeitig eine qualitativ hochwertige Klinik aussuchst. Nehme hier keine Rücksicht darauf, welche Klinik die kürzeste Distanz zu deiner Wohnung aufweist. Entscheide dich für diejenige, die sich auch um Frühgeburten kümmern könnte. Das bedeutet für dich, dass du noch während der Schwangerschaft an den Informationsabenden teilnehmen solltest, die jede Geburtsklinik anbietet. Teilweise werden im Rahmen eines solchen Abends auch Führungen durch die Klinik vorgenommen und manchmal darfst du sogar den Kreißsaal betreten. All dies solltest du nutzen, um die perfekte Klinik zu finden.

Ebenfalls solltest du dir noch rechtzeitig während der

Schwangerschaft Gedanken um eine Hebamme machen. Informiere dich bereits einige Monate vorher, ob du bei einer Geburt in der Klinik auf deren Hebammen angewiesen bist oder ob du eine eigene Hebamme beauftragen kannst. Die Hebamme steht dir nicht nur während der Geburt, sondern auch in den ersten Wochen danach zur Verfügung und beantwortet dir sämtliche Fragen.

Wie du siehst, bist du nicht die einzige werdende Mutter, die von solchen Sorgen und Problemen geplagt wird. Jede Mutter muss sich über die Art der Geburt Gedanken machen. Dazu gehören im Übrigen auch bestimmte Anträge auf finanzielle Unterstützung vom Staat:

Teile deiner Kindergeldstelle die Geburt deines Kindes mit, damit du Kindergeld erhältst. Dieses wird nicht selbstständig ausgezahlt. Die Beantragung von Kindergeld ist erst nach der Geburt des Kindes möglich. Du erhältst dafür vom Standesamt eine spezielle Geburtsurkunde für die Kindergeldstelle ausgestelltDamit kannst du dann das Kindergeld beantragen. Für das Mutterschaftsgeld gilt: Wenn du im Angestelltenverhältnis tätig warst, so wirst du bereits sechs Wochen vor der Geburt freigestellt. Erkundige dich rechtzeitig, ob du in dieser Zeit weiterhin dein Gehalt beziehst oder bereits Mutterschaftsgeld. Leider ändern sich hier immer wieder die gesetzlichen Vorschriften.

Das Elterngeld kannst du jedoch erst nach der Geburt beantragen. Überlege rechtzeitig mit deinem Partner, wer wie lange in Elternzeit geht. Der Hintergrund besteht darin, dass inzwischen auch Väter Elternzeit nehmen dürfen. Die dritte Variante: Vater und Mutter teilen sich die Elternzeit. Das jedoch muss nicht nur mit dem jeweiligen Arbeitgeber, sondern mit der Elterngeldstelle abgesprochen werden und zwar sofort beim Antrag auf Elterngeld. Denke auch daran, dass viele Bundesländer anschließend an das Elterngeld ein Landeserziehungsgeld auszahlen.

Nach der Geburt

Du machst dir bereits jetzt schon Gedanken darüber, wie die Zeit nach der Geburt abläuft? Auch diese Gedanken sind völlig normal. Schließlich verändert sich dein Leben in jeder Hinsicht. Du bist plötzlich nicht mehr allein und musst die Verantwortung für ein neues Leben übernehmen. Klar, dass du dich fragst, wie du das alles schaffst. Und manchmal werden dich auch Zweifel überkommen, ob es die richtige Entscheidung war, ein Kind zu bekommen. Vielleicht siehst du nun im Sprechzimmer deines Frauenarztes, wie sich andere Mütter genervt um ihren Nachwuchs kümmern. Oder du beneidest jetzt deine nicht schwangeren Freundinnen, weil diese weiterhin ausgehen und Alkohol trinken dürfen. Wir können dir nur verraten, dass du mit diesen Gedanken reifen wirst. Damit bildest du dein Verantwortungsgefühl aus und wirst innerlich gestärkt.

Jetzt ist auch der Moment gekommen, dir Gedanken über deine Gesundheit zu machen. Möglichst schnell solltest du deinen Körper wieder kräftigen, indem du regelmäßig die Rückbildungsgymnastik ausführst. Die Übungen hierzu zeigt dir die Hebamme oder du nimmst an einem Kurs teil. Mit mehreren Müttern macht diese „Sportart" natürlich mehr

Spaß. Du warst früher sportlich? Kein Problem, du kannst auch mit Baby Sport treiben. Es gibt mittlerweile einige Kurse, die sich an frischgebackene Mütter wenden. Bei diesen Kursen trainieren die Mütter zusammen mit ihrem Baby, indem das Baby entweder in einem Tragetuch oder Tragebeutel sitzt. Alternativ gibt es Nordic-Walking Kurse mit Baby im Kinderwagen. Überlege nicht zu lange, ob du an solchen Kursen teil nimmst. Denn auch du brauchst nach der Geburt viel Ansprache von anderen Erwachsenen. Würdest du den gesamten Tag über allein mit dem Baby sein, so fiele dir relativ schnell die Decke auf den Kopf.

Und: Auch dein Baby benötigt die Ansprache beziehungsweise das Spiel mit anderen. Je früher sich dein Baby an andere gewöhnt, umso leichter wird der Einstieg in den Kindergarten sein. Daher melde dich möglichst früh in einer Krabbelgruppe an. Hierbei kannst du neue Freundschaften schließen und dir Ratschläge von anderen Müttern anhören.

Übrigens hast du nach der Geburt eine Menge Papierkram zu erledigen: Du musst dein Baby beim Standesamt anmelden und musst – falls noch nicht geschehen – den Antrag auf Kindergeld, Mutterschaftsgeld und auf Elterngeld stellen. Natürlich benötigt dein

Arbeitgeber eine Kopie der Geburtsurkunde, um die Steuerklasse zu ändern. Du bist mittlerweile getrennt vom Vater deines Kindes? Dann lasse ihn beim Standesamt als Vater eintragen, allerdings muss er dem zustimmen. Notfalls kannst du die Vaterschaft gerichtlich feststellen lassen. Der Sinn dahinter liegt klar auf der Hand: Wenn er nicht als Vater eingetragen ist, so müsste er keinen Unterhalt zahlen.

Alleinerziehend

Wir haben das Problem, dass viele Mütter alleinerziehend sind, bereits in einem oberen Kapitel kurz angesprochen. Dieses Thema möchten wir aber ein wenig ausdehnen, da es leider vermehrt zu solchen Fällen kommt. Dies liegt unter anderem daran, dass nicht immer Trennungen innerhalb der Partnerschaft daran schuld sind. Denke auch an die traurigen Fälle, in denen zum Beispiel der Vater bei einem Unfall ums Leben kommt. Daher stellen sich alle Schwangeren die Frage: Wie läuft das Leben als Alleinerziehende ab? Komme ich aus finanzieller Sicht um die Runden? Wie geht es meinem Kind hierbei?

Gehen wir die Sache erst einmal aus der Sicht des Kindes an. Solltest du dich bereits während der Schwangerschaft von deinem Partner trennen, so kennt das Kind dies gar nicht anders und wird mehr oder weniger glücklich aufwachsen. Die Frage stellt sich nur, wie ihr das Umgangsrecht löst, sofern der Vater darauf besteht. In diesem Punkt kann es zu gravierenden Problemen führen, die sich auch auf das Kind auswirken. Streitereien vor dem Kind belasten dieses und Probleme, die die Mutter aufgrund des Umgangsrechtes mit sich trägt, wirken sich aus Versehen auf das Kind aus. Jedes Kind ist sehr sensibel und spürt jede

Stimmungsschwankung der Mutter. Achte ebenfalls stets darauf, dass dein Kind niemals von dir zu lange getrennt wird. Du bist als Mutter immer noch die Hauptbezugsperson und je kleiner das Baby beziehungsweise das Kind ist, umso kürzer sollten die Trennungen hier geregelt werden. Falls Ihr Euch später trennt, wenn das Kind größer ist, so sollten auch die Umgänge mit dem Vater ausgiebiger ablaufen, denn dann wäre der Vater definitiv die zweite Bezugsperson. Schließlich durfte dann das Kind den Vater als Familienmitglied erleben.

Leider gehen viele Beziehungen zugrunde, weil ein Baby auf die Welt kam. Die Zweisamkeit geht verloren und plötzlich steht das Kind im Vordergrund. Dies verkraften viele Beziehungen nicht. Du musst jedoch nicht verzweifeln, wenn du plötzlich allein mit dem Kind bist, denn es gibt viele staatliche Institutionen, die Hilfe anbieten. Die erste Anlaufstelle ist immer das Jugendamt beziehungsweise diverse Beratungsstellen. Achte immer darauf, dass du Unterhalt vom Vater des Kindes bekommst. Das Gesetz wurde dahingehend geändert, dass du als Mutter zusätzlich den sogenannten Betreuungsunterhalt für dich bekommen kannst. Voraussetzung: Ihr müsst nicht verheiratet gewesen sein und das Kind ist unter drei Jahren. Ab dem dritten Lebensjahr fällt der

Betreuungsunterhalt weg. Dann heißt es, das Kind kann in den Kindergarten gehen und du kannst halbtags arbeiten. Wenn dieser Verdienst nicht reicht, kannst du jederzeit die Grundsicherung beantragen. Somit bist du wenigstens aus finanzieller Sicht abgesichert.

Mit Sicherheit werden sich diese Gedanken während der Schwangerschaft aufdrängen. Aber mach dir nicht zu viele Sorgen, denn viele Mütter beweisen, dass es trotzdem funktioniert. Wenn du alleinerziehend bist, hast du zudem den Vorteil, dass dir niemand in die Erziehung redet. Du kannst deine mütterliche Kompetenz hier voll und ganz entfalten.

Fazit: Es gibt viele Gründe, die dazu führen, dass sich eine Frau heute nicht immer glücklich und zufrieden während der Schwangerschaft fühlt. Viele dieser Gründe sind in der heutigen Zeit begründet: Unsichere Beziehungen, steigende Kosten, die Notwendigkeit der Doppelarbeit, fehlende Unterstützung von den Verwandten, finanzielle Probleme usw. Das Risiko, dass eine Ehe geschieden wird und die Mutter anschließend alleinerziehend ist, steigt ebenfalls ständig an. Zusätzlich kommen die Sorgen und Gedanken hinzu, die jede werdende Mutter schon früher mit sich trug: Angst vor Krankheiten, Unsicherheit für die Zeit nach der Geburt, Geburtsschmerzen und mit der

Geburt verbundene Probleme und so weiter.

Daher: Es ist völlig normal, dass eine Schwangere nicht immer glücklich ist. Ihr steht das Recht zu, auch unglückliche Phasen zu durchleben. Schließlich finden etliche Veränderungen im Körper der Frau statt, die sich auf die Psyche auswirken. Zudem verändert sich der Hormonhaushalt, der ebenfalls auf die Psyche drückt. Dass eine Schwangere immer glücklich sein muss, ist demnach ein Mythos, den sich die Gesellschaft ausgedacht hat.

Ende.

Impressum

Dorothea Kimmig

c/o BJ-Autorenservice

Gildehauser Weg 140a

48529 Nordhorn

Copyright © 2017 Dorothea Kimmig

Bildmaterial: fotolia.de | Datei: #9483129 | Urheber: Irina Chirkova

Herstellung und Verlag:

BoD - Books on Demand, Norderstedt

ISBN 978-3-7448-9006-9